PLAN DE

ALIMENTACIÓN

DEL AYUNO

INTERMITENTE

El plan dietético completo y
flexible para perder peso
mediante el ayuno intermitente

LIBRO 4 DE 12

Por David Johnson

Tabla de contenido

Capítulo 1. El ayuno intermitente y el colesterol

¿Cómo se puede reducir el colesterol sin medicamentos? Es más, ¿qué ocurre con el colesterol en caso de que se realice el ayuno intermitente?

El colesterol elevado se considera un factor de peligro tratable para las infecciones cardiovasculares, por ejemplo, los episodios coronarios y los accidentes cerebrovasculares. Existen numerosas sutilezas sobre el colesterol en las que preferiría no entrar, pero en general, la división fundamental ha sido entre la lipoproteína de baja densidad (LDL) o colesterol «malo», y la lipoproteína de alta densidad (HDL) o colesterol «bueno». El colesterol total nos proporciona datos mínimos de valor.

Además, medimos las sustancias grasas, un tipo de grasa que se encuentra en la sangre. La grasa se almacena en las células adiposas en forma de aceites grasos, pero también circula sin reservas por el cuerpo. Por ejemplo, durante el ayuno, las sustancias grasas se separan en grasas insaturadas libres y glicerol. Estas grasas insaturadas libres son utilizadas como energía por una gran parte del cuerpo. Por lo tanto, las sustancias grasas son un tipo de energía guardada. El colesterol no lo es. Esta sustancia se utiliza en la fijación de la célula (en los divisores de la célula) y además se utiliza para hacer ciertos productos químicos.

Las investigaciones del corazón de Framingham de mediados de la década de 1960 establecieron que los niveles altos de colesterol en la sangre al igual que los aceites grasos altos están relacionados con la enfermedad coronaria. Esta afiliación es mucho más frágil de lo que la gran mayoría prevé, sin embargo los resultados fueron algo mejorados cuando el LDL fue considerado independientemente del HDL. Dado que el colesterol se encuentra en el lugar de las placas de ateroma, los bloqueos en el corazón, parecía natural que los niveles altos de sangre asume una parte en la «obstrucción de las rutas de suministro».

En consecuencia, la pregunta se convirtió en ¿qué causa los niveles altos de colesterol en sangre? El pensamiento original era que la alta ingesta dietética de colesterol provocaría niveles elevados en sangre. Esto fue refutado muchos años antes. Uno puede imaginar (erróneamente) que la disminución del colesterol en la dieta puede disminuir los niveles de colesterol en sangre. No obstante, el hígado crea el 80% del colesterol en la sangre, por lo que reducir el colesterol en la dieta es muy infructuoso. Los estudios muestran que la cantidad de colesterol que comemos no tiene nada que ver con la cantidad de colesterol que hay en la sangre. Independientemente de lo que se haya equivocado, consiguió esto: comer correctamente el colesterol no aumenta el colesterol en la sangre. Todos y cada uno de los exámenes realizados desde la década de 1960 han mostrado esta realidad una y otra vez. Comer más colesterol no eleva los niveles en sangre

En cualquier caso, estos datos han tardado mucho más en llegar a la población general. *Dietary Guidelines for Americans* (Las Guías Alimentarias para los Estadounidenses), distribuidas como un reloj, se han centrado más de una vez en bajar el colesterol de la dieta como si tuviera algún efecto. No es así. De todos modos, si el colesterol dietético no aumentaba el colesterol en sangre, ¿qué lo hacía?

1.1 Dietas bajas en grasas y colesterol

La siguiente idea era que la reducción de la grasa dietética, en particular las grasas sumergidas, y puede ayudar a reducir el colesterol. Aunque es falsa, todavía hay muchos que confían en ella. En la década de 1960, el Estudio de la Dieta de Framingham se estableció para buscar explícitamente una asociación entre la grasa dietética y el colesterol. Se trataba de un Framingham similar al de los aclamados Estudios del Corazón, sin embargo las referencias al estudio de la Dieta de Framingham son a todos los efectos inexistentes. A fin de cuentas, los descubrimientos de este examen no mostraron ninguna conexión entre la grasa dietética y el colesterol. Dado que estos resultados entraban en conflicto con la "astucia" común de la época, fueron sofocados y nunca se distribuyeron en un diario. Los resultados se clasificaron y se guardaron en un rincón polvoriento.

Sin embargo, diferentes estudios a lo largo de los siguientes no muchos años rastrearon un resultado adverso similar. El estudio Tecumseh contrastó los niveles de colesterol en sangre con la grasa y el colesterol de la dieta. Independientemente de si los niveles en sangre eran altos, medios o bajos, cada reunión comía esencialmente una medida similar de grasa, grasas de criatura, grasas empapadas y colesterol. La admisión de grasa y colesterol en la dieta no influye mucho en el colesterol en sangre.

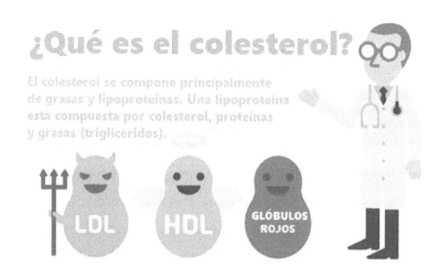

¿Qué es el colesterol?

El colesterol se compone principalmente de grasas y lipoproteínas. Una lipoproteína está compuesta por colesterol, proteínas y grasas (triglicéridos).

LDL HDL GLÓBULOS ROJOS

En algunos estudios, los regímenes alimenticios increíblemente bajos en grasa pueden reducir un poco el LDL (colesterol malo), pero también reducen en general el HDL (colesterol bueno), por lo que es cuestionable si se mejora el bienestar en general. Diferentes exámenes no muestran tal reducción. Por ejemplo, aquí es una investigación en 1995, donde 50 sujetos fueron atendidos ya sea un 22% o un 39%

de grasa régimen de alimentación. El colesterol estándar era de 173 mg/dl. Después de 50 días de una rutina de alimentación baja en grasas, se redujo a 173 mg/dl. Qué bien. Los planes de control de peso con alto contenido de grasa no elevan mucho el colesterol por la misma razón. Después de 50 días de planes de control de peso con alto contenido de grasa, el colesterol se expandió apenas a 177 mg/dl.

Un gran número de personas intentan hacer una dieta baja en grasas o en colesterol sin entender que se ha demostrado efectivamente que estas dietas son inútiles. Oigo esto constantemente. En el momento en que se le dice a alguien que tiene el colesterol alto, dice "no lo entiendo. He eliminado todos los alimentos grasos". Efectivamente, la disminución de la grasa en la dieta no cambiará su colesterol. Esto lo sabemos desde hace tiempo. En el mejor de los casos, los cambios son menores. De todos modos, ¿qué se puede hacer? Estatinas, supongo.

Un poco de inanición puede apoyar realmente al hombre normal debilitado que los mejores medicamentos y los mejores especialistas. Los estudios demuestran que el ayuno es un procedimiento dietético básico que puede bajar fundamentalmente los niveles de colesterol.

En la actualidad, existen un gran número de controversias sobre los lípidos en las que no deseo enredarme. Por ejemplo, hay muchas ideas sobre el tamaño de la molécula y los cálculos de todos los números de la molécula y las partículas más actuales y así sucesivamente que están más allá de la extensión de esta conversación. Restringiré esta conversación a los ejemplos de HDL/LDL/y aceites grasos.

1.2 Lipoproteína de alta densidad

El colesterol "grande" (HDL) es defensivo, por lo que cuanto más bajo sea el HDL, mayor será el peligro de infección CV. Esta afiliación es en realidad significativamente más notable que la del LDL, por lo que deberíamos empezar por aquí. Se trata de afiliaciones simplemente, y el HDL es esencialmente un marcador de enfermedad. Los medicamentos que aumentan el HDL no aseguran contra la enfermedad coronaria, del mismo modo que no le hacen más joven.

Bastante tiempo antes, Pfizer vació miles de millones de dólares en la investigación de un medicamento (un inhibidor de CETP). Este medicamento ha sido capaz de ampliar fundamentalmente los niveles de HDL. En el caso de que los niveles bajos de HDL causaran fallos coronarios, esta medicación podría salvar vidas. Pfizer estaba tan seguro de sí mismo, que quemó miles de millones de dólares intentando demostrar que el medicamento era convincente.

Los análisis estaban terminados. Es más, los resultados fueron sorprendentes. Asombrosos, es decir. La medicación amplió el índice de aprobados en un 25%. De hecho, estaba asesinando individuos a diestra y siniestra como Ted Bundy. Se probaron algunos medicamentos adicionales de una clase similar y tuvieron un impacto ejecutorio similar. Sólo un esbozo más de la verdad de 'Conexión no es Causa'.

En definitiva, nos preocupamos por el HDL, ya que es un marcador de la enfermedad, al igual que la fiebre es con frecuencia la indicación aparente de una contaminación básica. Asumiendo que el HDL está disminuido, bien podría ser una señal de que la circunstancia básica también está disminuyendo. ¿Qué ocurre con el HDL durante el ayuno? Puedes ver en el diagrama que 70 días de ayuno sustituto día a día tuvo un efecto insignificante sobre los niveles de HDL. Hubo una cierta reducción de HDL, pero fue insignificante.

El relato de los aceites grasos (TG) es comparativo. Los TG son marcadores de enfermedad, pero no la causan. La niacina es un medicamento que construye el HDL y baja los TG sin impactar especialmente en el LDL.

Un estudio probó si la niacina tendría alguna ventaja cardiovascular. Los resultados fueron impactantes. Increíblemente terribles, es decir. Aunque no ejecutaron a los individuos, no los ayudaron en general. Además, hubo resultados de partes de parcelas. De esta manera, TG, similar a HDL es sólo un marcador no un causante de la infección.

¿Qué ocurre con los TG durante el ayuno? Hay una inmensa reducción del 30% en los niveles de TG (grandes) durante el sustituto del ayuno diario. A decir verdad, los niveles de aceites grasos son muy delicados para adelgazar. Sin embargo, no es la disminución de la grasa dietética o el colesterol lo que hace la diferencia. Todo lo que se considera, la disminución de los carbohidratos es por todas las cuentas el factor principal que disminuye los niveles de TG.

1.3 Triglicéridos

La historia del LDL es bastante más combativa. Las estatinas reducen el colesterol LDL de forma eficaz y, además, disminuyen las enfermedades CV en los pacientes de alto riesgo. Sin embargo, estos medicamentos tienen diferentes impactos, con frecuencia llamados los impactos pleiotrópicos (que influyen en varios marcos). Por ejemplo, las estatinas disminuyen igualmente la agravación, como lo demuestra la disminución del marcador incendiario. De todos modos, ¿es el colesterol bajando o los impactos pleiotrópicos que son responsables de las ventajas?

Esta es una pregunta decente a la que todavía no tengo respuesta. El mejor enfoque para aconsejar es bajar el LDL utilizando otro medicamento y comprobar si hay ventajas CV comparables. El medicamento preliminar también tenía algunas ventajas CV, pero eran muy débiles. Para ser razonable, el LDL traer abajo era además muy humilde.

Otra clase de medicamentos tiene la capacidad de disminuir el LDL una tonelada. La pregunta, sin embargo, es si habrá alguna ventaja CV. Los primeros indicios son muy ciertos. Sea como fuere, es un largo camino de la autoridad. Así que existe la posibilidad de que el LDL puede asumir una parte causal aquí. Por ello, los especialistas insisten mucho en mantener el LDL bajo control.

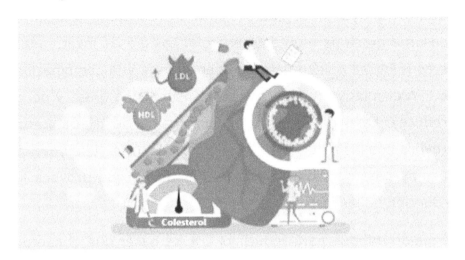

¿Qué ocurre con los niveles de LDL durante el ayuno? Efectivamente, bajan. Una tonelada. En largos tramos de ayuno sustitutivo día a día, se produjo una disminución de alrededor del 25% de LDL (generalmente excelente). Sin duda, los medicamentos pueden disminuirlos alrededor de la mitad o más, sin embargo esta medida dietética básica tiene prácticamente una gran parte de la fuerza de muy posiblemente las clases más notables de los medicamentos que se utilizan hoy en día.

En la mezcla con la disminución del peso corporal, la masa de grasa sans salvaguardado, y la disminución de la silueta de la sección media, inequívocamente ayuno produce algunas mejoras increíbles en estos factores de peligro cardiovascular. Recuerde incluir el LDL disminuido, los aceites grasos disminuidos y el HDL protegido.

Sea como fuere, ¿por qué el ayuno funciona donde los planes de control de peso ordinarios no funcionan? Básicamente, durante el ayuno, el cuerpo pasa de consumir azúcar a consumir grasa para obtener energía. Las grasas insaturadas libres (FFA) se oxidan para obtener energía y la combinación de FFA disminuye (el cuerpo está consumiendo grasa y no la produce). La disminución de la amalgama de triacilglicerol provoca una disminución de la descarga de VLDL (lipoproteína de muy baja densidad) desde el hígado, lo que provoca la reducción de las LDL.

El mejor enfoque para reducir el LDL es hacer que el cuerpo lo consuma. El deslizamiento de la rutina de alimentación baja en grasa es este cuidado el cuerpo de azúcar en lugar de grasa no hace que el cuerpo a consumir grasa que sólo hace que el consumo de azúcar.

1.4 Lipoproteínas de baja densidad

La historia del LDL es sustancialmente más petulante. Los medicamentos con estatinas reducen el colesterol LDL de forma eficaz y, además, disminuyen la infección CV en los pacientes de alto peligro. Sea como fuere, estos medicamentos tienen diferentes impactos, frecuentemente llamados pleiotrópicos (que influyen en numerosos marcos). Por ejemplo, las estatinas disminuyen además el agravamiento, como lo demuestra la disminución de un marcador de fuego. Siendo las cosas como son, ¿es el descenso del colesterol o los impactos pleiotrópicos los responsables de las ventajas?

Esta es una pregunta decente a la que todavía no tengo respuesta. El mejor enfoque para aconsejar es bajar el LDL utilizando otro medicamento y comprobar si hay ventajas CV comparables. La medicación en los preliminares también tenía algunas ventajas CV, pero eran increíblemente impotentes. Para ser razonable, el LDL bajando era igualmente muy humilde.

La nueva clase de medicamentos llamados los inhibidores de PCSK9 tiene la capacidad de disminuir el LDL una tonelada. La pregunta, sin embargo, es si habrá alguna ventaja CV. Los primeros indicios son muy seguros. Sin embargo, aún falta mucho para que se complete. Así que existe la posibilidad de que el LDL puede asumir una parte causal aquí. Por eso los especialistas insisten tanto en mantener bajo el LDL.

¿Qué ocurre con los niveles de LDL durante el ayuno? A fin de cuentas, bajan. Una tonelada. Ridículos tramos largos de sustituto todos los días de ayuno, hubo alrededor de un 25% de disminución de LDL (excelente). Ciertamente, los medicamentos pueden disminuirlos alrededor de la mitad o más, sin embargo, esta medida dietética directa tiene prácticamente una gran parte de la fuerza de tal vez las clases más notables de los medicamentos que se utilizan hoy en día.

En la mezcla con la disminución del peso corporal, la masa de grasa sans protegida y la disminución del contorno de la cintura, obviamente el ayuno produce algunas mejoras increíbles en estos factores de peligro cardiovascular. Recuerde incluir el LDL disminuido, las sustancias grasas disminuidas y el HDL protegido.

Sin embargo, ¿por qué el ayuno funciona donde los planes normales de control de peso se desvanecen? Básicamente, durante el ayuno, el cuerpo cambia de consumir azúcar a consumir grasa para obtener energía. Las grasas insaturadas libres (FFA) se oxidan para obtener energía y la amalgama de FFA disminuye (el cuerpo consume grasa y no la fabrica). La disminución de la mezcla de triacilglicerol conlleva una reducción de la emisión de VLDL (lipoproteínas de muy baja densidad) desde el hígado, lo que conlleva una reducción de las LDL.

El mejor enfoque para bajar el LDL es hacer que el cuerpo lo consuma. El error de la rutina de alimentación baja en grasas es esto de darle a el cuerpo azúcar en lugar de grasa no hace que el cuerpo consuma grasa sólo hace que consuma azúcar. El error de la rutina de alimentación baja en carbohidratos y alta en grasas es que dar al cuerpo montones de grasa hace que consuma grasa, sin embargo, consumirá lo que está entrando en el marco (grasa dietética). No sacará la grasa del cuerpo.

Esta es la realidad para aquellos que tienen una visión de 10.000 pies, ahórrenme las sutilezas. El ayuno tiene los impactos adjuntos:

- Disminuye el peso
- Mantiene la masa magra
- Disminuye el tamaño de la sección media
- Cambio insignificante en el HDL
- Disminuye sensiblemente los TG
- Disminuye sensiblemente el LDL

Todo esto es aceptable. Independientemente de que todo esto se convierta en una mejora de los resultados cardíacos, no tengo la respuesta para eso. Mi teoría es que sí. Sea como sea, el ayuno se reduce constantemente a esto. Hay en conjunto estas ventajas. No hay casi ningún peligro. ¿Qué necesitas perder (aparte de un par de kilos)? Para las personas estresadas por los fallos cardiovasculares y los accidentes cerebrovasculares, la pregunta no es "¿Por qué razón dirías que estás ayunando?", sino "¿Por qué razón dirías que no estás ayunando?"

1.5 Cómo controlar el colesterol mediante un plan de dieta de ayuno intermitente

El impulso para las ventajas médicas del ayuno intermitente, dicen, es el intercambio metabólico, que ocurre cuando las células cambian de utilizar la glucosa para la energía a la utilización de los cuerpos cetónicos, y después de vuelta una vez más.

Una rutina alimenticia común rica en carbohidratos de tres cenas al día además de aperitivos da una cantidad considerable de glucosa para influir en las células. Sin embargo, durante el ayuno, la glucosa se agota y el hígado reacciona cambiando las grasas insaturadas a cuerpos cetónicos, una interacción conocida como cetosis. Los cuerpos cetónicos dan energía consistente, con grasa y parecen dirigir las proteínas y los átomos identificados con el bienestar y la maduración, componen.

Se destacan dos sistemas explícitos: el plan de ayuno de dos días y siete días ensayado y el calendario de tiempo limitado ensayado por otro especialista, que requiere quemar la comida del día en una ventana de seis a ocho horas y ayunar el resto del tiempo. Los estudios aún no han reflexionado sobre la idoneidad general de los dos regímenes.

Ambos planes de alimentación abogan por un régimen alimenticio reconstituyente, pero excluyen las indicaciones sobre las fuentes de alimentos que se deben comer o el número de calorías que se deben ingerir. En el caso de que el régimen alimenticio típico de alguien sea desafortunado y cambie al ayuno intermitente es probable que beneficie su bienestar.

El especialista empezó a acortar el periodo de tiempo en el que come en 1982, dijo, cuando renunció a desayunar porque le dolía el estómago antes de ir en bicicleta a su universidad de nivel doctoral. Actualmente ingiere las calorías de su día entre la 1 y las 7 de la tarde, comiendo generalmente verduras, productos orgánicos, frutos secos, granos enteros, frijoles y yogur.

Asimismo, comenzó a contemplar el ayuno intermitente durante la década de 1990 como parte de su examen del Alzheimer y otras infecciones neurodegenerativas. *«Nos dimos cuenta de que cada día alimentación y cada día de ayuno tenían impacto en los roedores y como amplió la esperanza de vida de ellos, por lo que se investigó en cuanto a si este ajuste de la alimentación aseguraría las células nerviosas y las mantenía trabajando más y mejor»*, dice. *«Descubrimos que lo hizo»*.

La exploración de las posibles ventajas del ayuno intermitente está todavía en sus fases iniciales. Una de las pruebas consiste en conseguir que los miembros del estudio sigan los planes de alimentación prohibidos. En su trabajo, limitando la alimentación a un solo día a la semana o comiendo en una ventana de 10 horas.

Dawson está de acuerdo en que la rutina requiere disciplina, sobre todo en las no muchas semanas iniciales. Él la hace mucho más probada poniendo los dos días bajos en calorías cerca uno del otro, generalmente de domingo a lunes o de lunes a martes. Lo que está intentando hacer es empujar al cuerpo a un estado cetótico. En el caso de que lo hagas un día después, todo el segundo día estás en un estado cetónico, y creo que obtienes más ventaja.

Los días bajos en calorías pueden desencadenar dolores de cabeza, pero normalmente es posible evitarlos bebiendo mucha agua. Antes de que termine el día del segundo, es codicioso. La mente me está revelando que necesita energía. En cualquier caso, todavía estoy listo para trabajar a un hermoso nivel innegable. Me siento algo más agudo, algo más nítido. Es probable que se debe a lo que el estado cetónico ha incitado a mi cuerpo a entregar.

1.6 El ayuno intermitente ayuda a mejorar la salud del corazón

Es posible. Los científicos no están seguros de por qué, sin embargo, parece ser que algún tipo de ayuno limitando seriamente la comida y la bebida durante un plazo específico puede posiblemente mejorar algunos factores de peligro identificados con el bienestar del corazón.

Hay una gran variedad de formas de ayunar, incluyendo el ayuno de día sustitutivo y la alimentación limitada en el tiempo. El ayuno de día sustitutivo incluye comer de forma habitual un día y ayunar o comer lo mínimo al día siguiente. Las limitaciones de tiempo incluyen comer sólo entre horas específicas del día, por ejemplo, entre las 11 de la mañana y las 7 de la tarde.

Es difícil determinar qué impacto tiene el ayuno ordinario en el bienestar del corazón debido a que numerosas personas que regularmente ayunan lo hacen por razones de bienestar o estrictas. Estas personas, en su mayoría, tienen cuidado de no fumar, lo que también puede disminuir el riesgo de enfermedad coronaria. En cualquier caso, algunos exámenes han demostrado que las personas que siguen una dieta de ayuno pueden haber preferido el bienestar del corazón sobre las personas que no lo hacen rápidamente.

El ayuno normal y la mejora del bienestar del corazón también pueden estar relacionados con la forma en que el cuerpo utiliza el colesterol y el azúcar. El ayuno habitual puede disminuir su colesterol de lipoproteínas de bajo espesor, o "terrible". Además, se cree que el ayuno puede mejorar la forma en que el cuerpo procesa el azúcar. Esto puede disminuir el peligro de aumentar de peso y crear diabetes, que son ambos factores de peligro para la enfermedad coronaria.

Sin embargo, hay preocupaciones sobre los posibles síntomas del ayuno normal para individuos específicos o en condiciones explícitas. El ayuno no se recomienda a:

- Personas con problemas de alimentación y personas con bajo peso
- Mujeres embarazadas o en periodo de lactancia
- Personas que toman medicamentos para la diabetes
- Personas con enfermedades hepáticas en fase terminal

Los impactos del ayuno en el bienestar del corazón parecen alentadores, pero se espera que se realicen más exámenes para decidir si el ayuno estándar puede disminuir el peligro de enfermedad coronaria. En caso de que estés pensando en el ayuno habitual, habla con tu médico de cabecera sobre las ventajas y desventajas. Recuerda que un régimen alimenticio sólido para el corazón y la práctica de forma rutinaria también pueden mejorar tu bienestar cardíaco.

Capítulo 2. Impacto del ayuno intermitente en el perfil de los lípidos

El ayuno intermitente, cuyos beneficios reportados incluyen la mejora de los perfiles lipídicos y la pérdida de peso, ha tenido mucha prensa en la prensa científica y popular. Esta encuesta pretende reunir los resultados de los estudios que analizaron los perfiles lipídicos de las personas tras un periodo de ayuno intermitente mediante una auditoría detallada, así como sugerencias para un instrumento fisiológico que tenga en cuenta los hábitos alimentarios y la pérdida de peso.

El ayuno intermitente, tanto el normal como el hipocalórico, puede ser una técnica dietética para mejorar los perfiles lipídicos en personas sanas, con sobrepeso y con dislipidemia, mediante la reducción de los niveles absolutos de colesterol, LDL y HDL, compuestos grasos, así como un aumento de los niveles de HDL. No obstante, la mayoría de los estudios que analizan los efectos del ayuno intermitente sobre los perfiles lipídicos y la pérdida de peso corporal son observacionales y se basan en el ayuno del Ramadán, que requiere un tamaño de muestra grande y detalles precisos de la dieta. Se espera que los preliminares clínicos aleatorios con un mayor tamaño de muestra evalúen los impactos del ayuno intermitente esencialmente en pacientes con dislipidemia.

El HDL sub-ideal es un marcador pronóstico de enfermedad cardiovascular. El sur de Asia tiene un alto predominio de HDL problemático en contraste con diferentes partes del mundo. El ayuno intermitente (AI) es un tipo de limitación energética que puede mejorar el HDL sérico y otros lípidos, reduciendo así el riesgo de enfermedades cardiovasculares. El objetivo de la investigación fue evaluar el impacto de la AI en el perfil lipídico y el colesterol HDL en un ejemplo de adultos del sur de Asia.

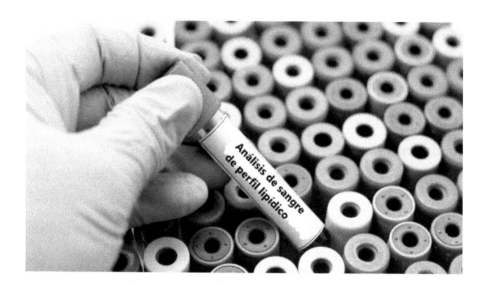

2.1 Introducción

El ayuno humano se considera como la abstención de alimentos e incluso bebidas entre 4 horas a tres semanas. La utilización viable del ayuno humano incluye el período pre-lógico de algunas pruebas del centro de investigación, preoperatorio y postoperatorio que refutado con la admisión es esencial, como la lesión gastrointestinal. El ayuno intermitente (AI) es un período de cuidado limitado comienza en las prácticas estrictas y profundas. El tipo más examinado de ayuno intermitente AI ocurre en el mes sagrado de Ramadán, que es un período que millones de musulmanes evitar la admisión de calorías y agua desde el amanecer hasta el anochecer. En general, el día del Ramadán es El día del Ramadán se divide en dos partes: ayuno y no ayuno.

Asimismo, se consideran diferentes tipos de ayuno intermitente, por ejemplo, el ayuno de un día o más de siete días y el ayuno intermitente con un periodo de ayuno más prolongado durante el día, por ejemplo, 16 h de ayuno por 8 h de no ayuno. Estos tipos de ayuno intermitente no necesitan que se limite el consumo de agua, ya que no están relacionados con la religión. El ayuno intermitente ha adquirido una gran y conocida repercusión, presentándose como una estrategia de cuidado bajo condiciones específicas en la práctica clínica. Los estudios que intrincan las vías hechas en base a los exámenes de criatura pueden impulsar la sobreestimación del ayuno intermitente en lo que respecta a los marcadores bioquímicos, por ejemplo, el perfil habitual de lípidos, incluyendo la lipoproteína de alto espesor (HDL), la lipoproteína de bajo espesor (LDL), el colesterol completo y los aceites grasos.

El ayuno intermitente puede ser visto como una convención de baja energía que incita a mejorar el perfil de los lípidos por la baja energía o potencialmente la disminución del peso corporal. Por lo tanto, la admisión calórica y las evaluaciones de reducción de peso son fundamentales para explorar los impactos orgánicos del ayuno intermitente en el perfil de lípidos. Esta auditoría pretende unir consideraciones que diseccionan los impactos del ayuno intermitente AI en el perfil de lípidos en las personas, acentuando los sistemas fisiológicos.

2.2 Fundamentos del plan de dieta de ayuno intermitente

Está muy documentado que la dislipidemia, representada por una agrupación elevada de colesterol completo (CT), colesterol de lipoproteínas de bajo grosor (LDL-C) y aceites grasos (TG) en suero con grados bajos de colesterol de lipoproteínas de alto grosor (HDL-C), está relacionada con la infección cardiovascular (ECV). Algunas investigaciones han demostrado que un HDL-C bajo, con niveles normales de LDL-C y aceites grasos, puede ser tan peligroso para el bienestar coronario como un LDL-C alto. El HDL-C invierte el transporte de colesterol y disminuye el peso aterosclerótico. El HDL-C también tiene propiedades mitigadoras, hostiles a la oxidación, contra la trombosis, hostiles a la apoptosis y vasodilatadoras. Diferentes formas electivas para supervisar la dislipidemia incorporan el cambio de estilo de vida, el ejercicio ordinario y la utilización moderada de licor.

El ayuno intermitente (AI) puede ser adoptado como una alteración de la forma de vida para un gran bienestar y un perfil lipídico ajustado. En el caso de que es el tipo de energía limitada el cuidado de la convención conocida desde hace mucho tiempo de los fundamentos estrictos y sociales. En el caso de que se haya concentrado ampliamente en modelos de criaturas. Dichas investigaciones demuestran que la AI mejora el perfil lipídico, protege al corazón de la lesión isquémica y constriñe la renovación cardiovascular posterior a la IM.

Se han llevado a cabo diferentes exámenes lógicos en personas para distinguir el trabajo de varias estrategias de AI, incluyendo el ayuno de día sustitutivo, la limitación calórica, el ayuno del Ramadán y el ayuno ocasional, etc. El ayuno de día siguiente (ADA) disminuye el peso corporal en un 3-7% más que el de 2 meses, y mejora los perfiles lipídicos y el pulso. Se propuso que el ayuno afecta decididamente a los biomarcadores metabólicos y al bienestar cardiovascular, mientras que los impactos a largo plazo deben ser investigados.

Un estudio clínico preliminar de ADA en adultos con corpulencia descubrió que es una estrategia viable para la reducción de peso y la disminución de los riesgos de enfermedad de los conductos coronarios. Además, un preliminar clínico descubrió que la ADA es exitosa para la disminución de peso en individuos con sobrepeso y típicos. La mezcla del ayuno de día sustitutivo con el trabajo real reporta cambios más notables en la disposición del cuerpo y el perfil de lípidos del plasma y disminuye el peligro cardiovascular cuando se contrasta con los medicamentos singulares. Se ha comprobado que el ayuno intermitente AI es tan potente para el peso de los ejecutivos como la limitación incesante de calorías durante unos dos meses. La disminución de la admisión de calorías y la reducción de peso puede aclarar los impactos de la AI en el perfil lipídico que podría significar mejoras en el bienestar cardio-metabólico.

Las consideraciones del ayuno de Ramadán han mostrado diversos impactos en la salud. Algunas investigaciones descubrieron una disminución en el peso corporal, mientras que otras informaron cambios insignificantes. Las intermitencias comparativas también se tienen en cuenta para el perfil de lípidos y los niveles de glucosa en sangre. Una aclaración podría ser los factores frustrantes como la duración del ayuno, las drogas, las tendencias dietéticas, los estándares sociales y el trabajo real. Los diferentes componentes pueden incorporar contrastes metodológicos, cambios ocasionales, área geológica, aperturas de luz solar, etc.

El presente examen preliminar tenía como objetivo explorar los impactos del ayuno intermitente AI en el perfil lipídico en los adultos. Se especuló que el ayuno intermitente AI mejorará el perfil lipídico y puede prevenir las enfermedades cardiovasculares. La convención del examen no era la misma que otras técnicas de AI de ayuno intermitente consideradas recientemente, ya que requería un ayuno diurno de 12 horas durante 3 días a la semana durante aproximadamente un mes y medio. Tenía similitudes con el ayuno del Ramadán en el sentido de que el ayuno se mantenía desde el amanecer hasta el anochecer, pero era único en relación con el ayuno del Ramadán en el sentido de que el ayuno del Ramadán requiere un ayuno diario durante cuatro semanas consecutivas. En este examen, el ayuno intermitente AI se caracterizó por el ayuno de 3 días en siete días durante aproximadamente un mes y medio.

2.3 Métodos de ayuno intermitente

Se transmitió una investigación de escritura punto por punto en inglés para distinguir grandes investigaciones y retratar y fusionar información de observación y mediación que dio límites al perfil de lípidos a través de las personas, como HDL, VLDL, LDL, colesterol absoluto y aceites grasos. De igual manera, se consideraron también como información el peso corporal y los datos dietéticos. Para mejorar las confirmaciones en lo que respecta a la ayuda orgánica se contempla que se investiguen adicionalmente más marcadores punto a punto usados que el perfil convencional de lípidos, proponiendo así instrumentos fisiológicos para explicar la mejora del perfil de lípidos a través del ayuno intermitente.

Un ensayo clínico preliminar (no aleatorio) de 6 semanas de duración se dirigió a los miembros con un HDL bajo. A los miembros del grupo de referencia se les prescribió no cambiar su régimen alimenticio. Al grupo de mediación se le prescribió demasiado rápido durante 12 h durante el día, tres veces cada semana durante un mes y medio. Se estimaron la frecuencia cardíaca, el pulso, el peso corporal, la periferia de la sección media, el perfil de lípidos séricos y los niveles de glucosa en sangre en el momento de la pauta y después de un mes y medio.

Se trató de una investigación clínica semiprofesional. Se educó a los individuos mediante mensajes, llamadas y contactos individuales. Se siguieron las normas de buena práctica clínica. Después de revelar la convención de la investigación a los miembros, se recogió el asentimiento educado compuesto. Los miembros no recibieron ninguna motivación, financiera o de otro tipo, para participar en esta investigación. El tamaño de la prueba se determinó investigando los tamaños de los ejemplos preliminares de ayuno intermitente anteriores. La fuerza del examen para una gran mejora del colesterol HDL fue del 80%, con un nivel de importancia del 5%.

Las reglas de consideración incluían la edad de 20-70 años, con un HDL sérico de 40 mg/dl para los hombres y 50 mg/dl para las mujeres. Se prohibieron las mujeres embarazadas y las personas con infecciones cardiovasculares autodeclaradas o alguna otra codisposición. Se realizó un cribado y se dirigió el perfil lipídico para afirmar los niveles de HDL. Un total de 40 sujetos (20 en cada reunión) fueron seleccionados para el examen.

2.4 ¿Puede el ayuno intermitente afectar los lípidos en los seres humanos?

El ayuno intermitente (AI) es un período de cuidado limitado surgido de costumbres estrictas y ajenas al mundo. El tipo de ayuno intermitente más contemplado ocurre en el mes sagrado del Ramadán. Mientras tanto, un gran número de musulmanes dejan de utilizar variedades de alimentos y refrescos desde el amanecer hasta el anochecer. En general, el día del Ramadán comprende 12 horas de ayuno y 12 horas de cuidado. Aparte del Ramadán, se examinan también otros tipos de ayuno intermitente. El ayuno de día sustituto es un término expansivo por lo que tiene algunas declaraciones. En algún momento o dos espacios días siete días de ayuno son la mayoría de los modelos ampliados. La presencia de la admisión de calorías en el día de ayuno es cuestionable. Algunas investigaciones consideran la limitación insalubre como un día de ayuno, por ejemplo, el 25% de la ingestión de todo el uso de calorías en un día, y el consumo de la sobrecompensación de calorías en un día más, por ejemplo, el día de no ayuno. Un día de interés por día tipo de ayuno intermitente AI es 16h de ayuno para 8h de cuidado, sea como sea, puede haber todos los días tipos con seriamente ayuno lapso, como 16 a 20h de ayuno para 4 a 8h de cuidado.

Estos tipos de ayuno intermitente no necesitan la limitación de la admisión de agua, ya que no tienen ninguna asociación con la religión. Las técnicas de reducción de peso son excelentes para el perfil de mejora de los lípidos. Hay una gran conexión entre la gordura y la dislipidemia sobre el apoyo de la inclinación del tejido graso. La fisiopatología de la dislipidemia regular vio en la corpulencia es multifactorial, en el que el consumo excesivo de calorías es vital. Las dietas bajas en calorías pueden mejorar el perfil de los lípidos; del mismo modo, el ayuno intermitente puede impulsar la mejora del perfil de los lípidos por la baja energía y, además, la disminución del peso corporal. La mejora de los lípidos a través del ayuno intermitente AI puede ocurrir con o sin cambios en la reducción de peso.

Los exámenes observacionales dependientes del Ramadán son la mayor parte, sin duda muestran numerosos límites, por ejemplo, la ausencia de revisión de alimentos de calorías a macronutrientes. Contrastando el período de ayuno intermitente anterior y posterior, los niveles de HDL pueden aumentar en un rango de 1 y 14 mg/dL, los niveles de LDL disminuyen en un rango de 1 y 47 mg/dL, todos los niveles de colesterol disminuyen en un rango de 5 y 88 mg/dL y los niveles de sustancias grasas disminuyen en un rango de 3 y 64 mg/dL. Aunque los exámenes de observación son la mayoría de la investigación de ayuno intermitente AI, hay preliminar clínico aleatorio que muestra el perfil mejorado de la relación de los lípidos con la reducción de peso por la bondad del programa de ayuno intermitente AI.

Se prueban dos tipos de ayuno de día sustitutivo: 1) dieta alta en grasas y baja en carbohidratos; 2) dieta baja en grasas y alta en carbohidratos. Mostraron disminución de colesterol, aceites grasos LDL y colesterol, niveles y peso corporal en las dos reuniones. El examen posterior por igualmente probó la dieta alta en grasas, baja en carbohidratos y la dieta baja en grasas, alta en carbohidratos sobre el ayuno de día sustituto con un desarrollo más prominente, en comparación con un medio año. Por el contrario se encuentra simplemente adlibbing los niveles de HDL, mientras que no disminuyó LDL, aceites grasos y los niveles de colesterol. Moro et al. descubrió la mejora de los lípidos sólidos oposición preparado chicos durante dos meses de la norma calórica ayuno intermitente. Hubo ampliado HDL y disminuido los niveles de LDL en el grupo de ayuno intermitente, mientras que la reunión de rutina de alimentación ordinaria no cambió.

2.5 Mecanismos propuestos para el ayuno intermitente

El aumento del factor de corrupción tumoral alfa y algunas citoquinas están relacionadas con el deterioro del perfil de los lípidos. En la investigación la interleucina (IL) - 2 y IL-8 y los niveles de TNF-a fueron disminuidos después del tiempo del Ramadán en eutróficos y grasos, en todo caso, los niveles de IL-1 e IL-6 no fueron disminuidos. A pesar de que había una disminución en el suero de aceite graso, el más impotente a la entrada de los vasos sanguíneos. Teniendo todo en cuenta, los instrumentos que legitiman la mejora del perfil de lípidos a través del ayuno intermitente son de esperar. Probablemente el instrumento del ayuno intermitente SI para la mejora de las lipoproteínas, el colesterol y los aceites grasos del suero son como las obras de arte que suceden a través de la masa grasa desgracia. Lo más importante es pensar en la calidad de la dieta.

El tipo de ayuno intermitente calórico estándar o hipocalórico mejora las lipoproteínas mediante una oxidación más prominente de las grasas insaturadas y la regulación de las lipoproteínas Apo. En el hígado, la oxidación de las grasas insaturadas se expande a través de una mayor articulación del receptor alfa activado por el proliferador de peroxisomas y del coactivador 1-alfa del receptor gamma iniciado por el proliferador de peroxisomas en el estado de ayuno. Mediante el aumento de la oxidación de las grasas insaturadas en el hígado, disminuye la agregación de sustancias grasas en los hepatocitos, disminuyendo así la creación de lipoproteínas de bajo espesor (VLDL).

A través de la disminución de la creación de VLDL en consecuencia la disminución de los grados de VLDL y TG en el sistema de circulación, ya que hace VLDL, suero Apo B niveles son igualmente disminuido. A través de la disminución de estas variables que incluyen VLDL, por lo tanto el LDL y sdLDL son igualmente disminuidos. Igualmente, los niveles séricos de Apo B se reducen, ya que la Apo B es importante para las LDL, así como para las sdLDL y las VLDL. El ayuno intermitente puede igualmente disminuir la declaración de la proteína de movimiento de ésteres de colesterol (CETP) cuando se relaciona con la desgracia de la masa grasa. La CETP es una proteína responsable de mover los ésteres de colesterol de las HDL a las VLDL, siendo responsable de reducir los niveles de HDL y de aumentar los de VLDL. En consecuencia, la disminución de la CETP a través del ayuno puede ser otra realidad que puede construir HDL. Innato en la mejora del colesterol sérico, el instrumento plausible de ayuno y la disminución del colesterol ocurre a través de la actividad enzimática. El ayuno disminuye la declaración de la proteína de restricción de componentes administrativos de esteroles, reduciendo la actividad de algunos compuestos responsables de la amalgama de colesterol.

2.6 Análisis de la pérdida de peso

Con respecto a la admisión de la dieta y la reducción de peso, al observar los marcos de tiempo antes y después del ayuno intermitente, once exámenes tuvieron una gran disminución del peso corporal, que cambió entre1, 1 y 6,5 kg. Las mediaciones provocaron una disminución más notable del peso corporal, ya que los exámenes, ambos ocurrieron durante 2 años y medio, por separado. Dentro de las reuniones que desglosaron las progresiones de la masa grasa tras el ayuno intermitente, seis de ellas mostraron una grandeza medible en la disminución cuando se contrastó con el patrón. Dos exámenes que mostraron una disminución de la masa grasa después del Ramadán descubrieron una disminución de 1 kg y 3,6 kg, aunque la mayor disminución de la masa grasa se confirmó en la reunión.

2.7 Análisis de los efectos cardiovasculares

El análisis de los resultados de las infecciones cardiovasculares es primordial para una valoración superior del perfil de los lípidos mediante el ayuno intermitente. Con este fin, de un total de 448 pacientes en un examen que evaluó el potencial de peligro cardiovascular, 122 pacientes ensayaron ocasionalmente el ayuno estricto, y hubo una disminución del 54% en el peligro de enfermedad del conducto coronario en los sujetos que siguieron el ayuno intermitente, un valor que se obtuvo después de un cambio multivalente para la edad, el sexo, el archivo de peso, la dislipidemia, la diabetes, el tabaquismo y la ascendencia familiar. Por otra parte, en una nueva investigación transversal con un enorme ejemplo, las personas que no desayunaban tenían un mayor peligro de aterosclerosis en contraste con los individuos que ingerían grasas en el desayuno (20% de la admisión de calorías diarias). No obstante, los pacientes que no desayunaron, cuando se contrastaron con los que ingirieron muchas calorías en su cena, mostraron límites ominosos, por ejemplo, un mayor nivel de gordura focal, peso corporal, archivo de peso, periferia abdominal, dislipidemia y glucemia; eran más experimentados, con un nivel más alto de mujeres y fumadores; ingerían más calorías diarias, proteína de criatura, grasa completa, colesterol, fuentes de alimentos manipulados

36

y cóctel; y, comían menos verduras dietéticas y granos enteros. Viendo esto, se apresura a decir que las dificultades alimentarias en el desayuno provocan ocasiones cardiovasculares.

2.8 Recopilación de datos e intervención del ayuno intermitente

Se llamó a los representantes que se interesaron por el estudio preliminar para que lo examinaran. Se les pidió que trajeran el resultado de su perfil lipídico del mes más reciente, si estaba disponible. A las personas que no contaban con dichos informes de perfil lipídico anteriores se les pidió que acudieran tras 10-12 horas de ayuno para poder realizar una prueba de perfil lipídico. Las personas con niveles bajos de HDL mostrados por los informes anteriores o por los perfiles lipídicos de cribado realizados en la actualidad se sometieron a un examen. El cribado y la inscripción finalizaron en 3 meses. En ese momento, los miembros seleccionados fueron recibidos en una sala asignada en el centro de investigación multidisciplinar, donde se realizaron encuestas sobre el nivel de alimentación de los miembros y el trabajo real de los mismos. Se estimó el peso corporal, el perímetro de la cintura, la altura y la tensión circulatoria. La relación músculo-grasa y el contenido de agua se estimaron mediante una escala de impedancia. Se recogió sangre para analizar el perfil lipídico y evaluar la glucosa. Se volvió a citar a los miembros al cabo de un mes y medio, en el que se estimaron unos límites corporales similares y se recogió sangre en ayunas.

Los miembros se dividieron en dos grupos, según su inclinación por la reunión: Control e Intervención. Cada uno de los miembros aprobó la estructura de consentimiento educado. Al grupo de intervención se le alentó a comer demasiado rápido durante 12 horas al día durante sólo 3 días a la semana durante un mes y medio. Al grupo de mediación se le dijo que siguiera su rutina de alimentación normal en el periodo de no ayuno. El grupo de referencia siguió con su ejemplo dietético típico y se les animó a que no hicieran ninguna mejora en su modo de vida. La constancia se comprobó mediante llamadas y mensajes cada semana durante un mes y medio aproximadamente. A pesar de que no se detallan los impactos antagónicos del ayuno intermitente, se dio a los miembros el número de contacto de un especialista en caso de cualquier crisis o preocupación.

2.9 Puntos fuertes y limitaciones

Las auditorías que presentan el ayuno intermitente como una técnica convincente para el control del perfil de lípidos no han expresado el valor de los marcadores del perfil de lípidos y la información dietética. Para evitar la incomprensión y mejorar la comprensión de esta auditoría: normalizamos todas las unidades del perfil de lípidos en mg/dL a través de las condiciones tradicionales, investigamos la deficiencia de peso corporal y el cuidado de antes y no mucho después del marco

38

de tiempo de ayuno intermitente; ya que es un acuerdo que la reducción de peso, baja en calorías y la varianza del perfil de lípidos está influenciada tanto por la genética como por la consistencia de la dieta.

Además, es un acuerdo que las damas muestran un estado más grande que los hombres principalmente el HDL y esta encuesta dar la evaluación de los lípidos de los dos sexos a través del ayuno intermitente puede mejorar los lípidos en las personas sin embargo, es importante pensar en el término, el sexo y la reducción de peso. En conjunto, esta encuesta recordó estas contemplaciones para la solicitud de dar un mejor conocimiento de las variedades fisiológicas. Significativamente, una certeza a tener en cuenta es la utilización de las prescripciones, en particular de los fármacos que reducen los lípidos.

La mayoría de los estudios elegidos en esta auditoría no utilizaron fármacos y la mayoría de los sujetos eran sanos. Sólo el ayuno intermitente en los pacientes que estaban utilizando el lípido-trabajo de drogas, como las estatinas, ya que los pacientes fueron dislipidemia. No se encontró una mejora en los lípidos en las dos personas, por lo que se apresuró a considerar el ayuno intermitente como la técnica principal para el control de la dislipidemia, pero no debe considerarse como un tratamiento para sustituir la utilización de fármacos para reducir los lípidos.

La disección de los lípidos tras el seguimiento del ayuno intermitente es fundamental para comprender la repercusión de esta técnica dietética en los lípidos de apoyo de los documentos. Del par de estudios que demostraron que el lípido después de varios meses del período de tiempo de ayuno intermitente amplió los niveles de HDL continuó como antes de seguir varios meses del ayuno del Ramadán mediante exámenes. Una restricción de esta encuesta no es haber alcanzado una sistematización para la incorporación de artículos de investigación.

2.10 Análisis de datos de ayuno intermitente

La información se introduce como desviación estándar media. No obstante, la información se introduce como media de contraste de error estándar. El grado de importancia se estableció para todas las pruebas realizadas a dos bandas. Para distinguir los cambios a largo plazo y separar los contrastes entre las reuniones, se realizó un refrito de medidas con los factores tiempo (pre, post) en la reunión de ayuno intermitente (FI, Control) para comprobar los impactos de la comunicación. A causa de los enormes impactos de la colaboración, se determinaron las pruebas t para cualquier contraste entre pre y post. Para los factores de peligro metabólico, la información se ha cambiado con la media del peso corporal de todo el ejemplo en el patrón.

2.11 Resultado

Se examinaron un total de 40 miembros (20 en cada reunión), mientras que 35 (20 de control y 15 de mediación) terminaron el preliminar y fueron recordados para la investigación de información de la investigación. Las estimaciones corporales, incluyendo el peso corporal, el IMC y el circuito de la cintura, mostraron enormes impactos de conexión, demostrando que había mayores disminuciones en el grupo de ayuno intermitente que en el grupo de referencia. Además, se observaron impactos de conexión críticos para el colesterol agregado, HDL y LDL, con mayores mejoras en el grupo de ayuno intermitente.

De 70 personas, 40 cumplieron con los estándares de consideración y fueron seleccionadas para la investigación; 20 en cada grupo, y solo 35 miembros (87,5%) terminaron el examen. Cinco abandonos del grupo de intercesión se debieron a razones individuales o a que no estaban de acuerdo con el sistema de ayuno.

El retrato de los miembros incluye la edad, la orientación sexual, el pulso, el nivel de IMC y las sutilezas de su dolencia actual. La encuesta detallada con respecto a los horarios de alimentación y el trabajo activo en el nivel de referencia y después del examen posterior no mostró ninguna distinción, cada uno de los miembros siguió sus horarios equivalentes día a día como se les pidió.

La progresión de los límites en el punto de referencia y en el informe posterior al mes y medio. Las estimaciones corporales, incluyendo el peso corporal y el IMC, mostraron enormes impactos de colaboración y de tiempo, mientras que el circuito de la cintura mostró un impacto de asociación crítico, por así decirlo. Los impactos críticos de asociación fueron mostrados por HDL, colesterol completo y LDL con impactos de tiempo no enormes. Además, el músculo frente a la grasa, las sustancias grasas y la glucosa en sangre no mostraron impactos críticos de colaboración.

Los cambios medios en las estimaciones corporales, los lípidos y los niveles de glucosa en sangre desde el estándar hasta el post-tratamiento para los grupos de control y de mediación y los efectos posteriores de los exámenes post-hoc del cambio del grupo interior. El grupo de FI experimentó un descenso crítico en el peso corporal, el IMC y el contorno del abdomen. Los contrastes medios para el grupo de ayuno intermitente AI fueron además enormes para todo el colesterol), HDL, LDL y aceites grasos. No hubo cambios críticos para ninguno de los límites del grupo de referencia. No obstante, hay que tener en cuenta que la diferencia de cambio entre los grupos no tuvo una importancia apreciable para los aceites grasos.

La correlación de los cambios en las estimaciones corporales, los lípidos y los niveles de glucosa en sangre de los grupos de control y de mediación en el indicador y después de la intercesión con el nivel de importancia del impacto de la conexión.

2.12 Así es como el ayuno intermitente ayuda a reducir los lípidos

La investigación recomienda que el FI tiene la capacidad de mejorar el perfil lipídico y disminuir el peso corporal y el límite del abdomen. Estos resultados están de acuerdo con diferentes exámenes que muestran que varios tipos de ayuno intermitente AI, incluyendo el ayuno de Ramadán y el ayuno de día electivo, disminuir el peso corporal y los niveles de lípidos. Los estudios que combinan el ayuno intermitente con el trabajo real y que analizan diferentes tipos de ayuno intermitente también recomiendan que el ayuno intermitente puede ser un cambio viable en el estilo de vida para reducir el riesgo de enfermedades cardiovasculares. En cualquier caso, la mayor parte de los preliminares clínicos del ayuno intermitente AI en la escritura se llevaron a cabo durante breves períodos de tiempo y gran alcance aleatorios controlados preliminares con mayor duración y posteriores reuniones no son accesibles. Deberían realizarse estudios de larga duración para aprobar su adecuación y bienestar.

Incorporamos información de varios preliminares y razonamos que varios tipos de ayuno intermitente AI pueden construir HDL, disminuir LDL, disminuir TC y disminuir TG. Cuando se contrasta con diferentes tipos de ayuno intermitente, nuestra técnica parece protegido, viable y puede ser abrazado en la

43

vida cotidiana, sin monetaria adicional o el peso real. La gente puede consolidar el ayuno intermitente en sus formas de vida sin estresarse por cualquier esfuerzo adicional para preparar cenas bajas en calorías. El ayuno de 12 horas puede mantenerse con un desayuno temprano y comiendo a una hora adecuada, lo que funciona para los días que no son de fin de semana y los fines de semana. Sin embargo, puede ser muy difícil para las personas que trabajan hasta tarde o que tienen una actividad pública en funcionamiento con horarios incesantes para comer fuera. Esto también se observó en el examen actual; 5 personas abandonaron la investigación debido a su horario caótico y ocupado y no pudieron mantener el período de ayuno durante varios días/semana.

Los preliminares dirigidos recientemente han referido que el ayuno intermitente de 12-36 h produce un cambio metabólico que provoca la separación de las sustancias grasas en grasas insaturadas y glicerol y la transformación de las grasas insaturadas en cuerpos cetónicos en el hígado. Durante el ayuno, las grasas insaturadas y los cuerpos cetónicos proporcionan energía a las células y los tejidos. Los estudios recomiendan que la regulación de las partículas en el hígado provoca la articulación que construye la oxidación de las grasas insaturadas y su creación provocando la expansión de los niveles de HDL, aunque diferentes reducciones que provoca la disminución de las sustancias grasas hepáticas y los niveles de LDL.

Las principales limitaciones de este examen incluyen la no aleatorización de la población investigada. Los pacientes con dislipidemia moderada o extrema fueron excluidos de la investigación. Otro impedimento importante fue la salida de cinco miembros de la reunión de mediación del examen, lo que podría haber ampliado el tamaño de los resultados. Se trataba de un estudio solitario y de alcance limitado que carecía de información sobre la admisión de alimentos y el registro de la admisión de calorías.

Capítulo 3. Reducir la cintura con planes de dieta de ayuno intermitente

El ayuno intermitente, en el que las personas ayunan ocasionalmente, es una rutina de reducción de peso inexorablemente famosa. Para comprender los impactos momentáneos de dicha rutina, presentamos un ejemplo de ayuno intermitente con un surtido de información que emula el plan de un solo caso.

Un hombre adulto, sano pero con cierto sobrepeso, realizó un ayuno completo durante dos días enteros y continuó con la alimentación ordinaria durante cinco días, y repitió el ciclo varias veces. Se recopiló información de tres periodos: estándar (de varias semanas); de ayuno (de tres semanas); de post ayuno (de varias semanas). Las estimaciones tomadas cada día incorporan el peso, el músculo frente a la proporción de grasa, la temperatura, el pulso, la glucosa en sangre, así como los circuitos de la sección media y la cadera. Los análisis de sangre se dirigieron semana a semana para la detección de bienestar y para obtener percepciones sobre el perfil lipídico, la proteína C-receptiva de alta sensibilidad, la hemoglobina A1C (HbA1c) y el corrosivo úrico.

El miembro perdió 1,3 kilogramos (kg) de peso corporal. La proporción de músculo frente a la de grasa no contrastó mucho. El ayuno provocó un intenso descenso del nivel de glucosa en sangre, que se restableció tras continuar con la alimentación ordinaria. El colesterol completo se redujo definitivamente tras el ciclo principal de ayuno, pero se recuperó un 15% por encima del valor de referencia antes de la caída. El ayuno igualmente incidentalmente elevó los niveles de corrosivo úrico, la tensión circulatoria y el nivel de calor interno. HbA1c y abdomen y cadera contornos no fueron influenciados por el ayuno. Se observó una mejora en el marcador de provocación.

Este caso muestra que el ayuno intermitente puede iniciar la reducción de peso transitoria y disminuir el marcador de provocación intensa en un adulto sano, sin embargo, no el músculo frente a la proporción de grasa y el perfil de lípidos. La configuración del análisis comparativo de un solo contexto puede aplicarse a través de una organización basada en el entrenamiento para la replicación entre casos.

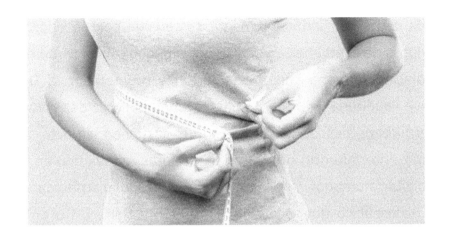

3.1 Introducción

El ayuno intermitente es un término envolvente que cubre cualquier plan de alimentación que cambia de ida y vuelta entre los períodos de ayuno y no ayuno. Los diferentes tipos de ayuno intermitente incorporan el ayuno total de un día sustitutivo, regímenes de ayuno alterados y cuidados limitados en el tiempo. El ayuno intermitente se ha convertido en un arreglo dietético muy conocido y un enfoque de estilo de vida para la reducción de peso. Por supuesto, el ayuno intermitente ha sido ampliamente avanzado en los medios de comunicación regulares, computarizados y en línea con los casos de bienestar, por ejemplo, el trabajo con el peso y el músculo frente a la desgracia de la grasa, la reducción de los peligros de la diabetes tipo II y las infecciones cardiovasculares, el avance de la recuperación de las células, la disminución y la presión oxidativa, y al igual que el alivio de nuevo el ciclo de maduración.

Estos casos son indudablemente sostenidos por un enorme conjunto de exámenes en criaturas y algunos concentrados de mediación humana con investigaciones prometedoras. Una nueva auditoría de los impactos metabólicos del ayuno intermitente descubrió pruebas que sostienen el acto del ayuno intermitente para iniciar mejoras apoyadas en el bienestar humano. Una encuesta deliberada distribuida en 2018 descubrió que el ayuno intermitente tiene éxito en la disminución de peso independientemente de la lista de peso. Además, se detallaron de forma fiable grandes disminuciones en la masa grasa, las lipoproteínas de bajo grosor y las sustancias grasas en los exámenes completamente incluidos. En cualquier caso, esta encuesta precisa incluyó sólo cuatro grandes preliminares clínicos. Una meta-investigación de 2018 de seis preliminares clínicos igualmente descubrió que el ayuno intermitente es más exitoso que ningún tratamiento para la reducción de peso, excepto no mejor que la limitación de energía persistente.

Aunque están surgiendo pruebas para ayudar a los impactos importantes del ayuno intermitente como una forma no farmacológica para tratar de mejorar el bienestar, todavía hay mucha oscuridad en cuanto a la eficacia de los diferentes tipos de ayuno intermitente, la replicabilidad de los impactos metabólicos encontrados en los estudios de criaturas a las personas, y la seguridad prolongada de la limitación de energía. Además, todavía existe la prueba de hacer una interpretación de la prueba de examen en el entrenamiento sin reglas clínicas establecidas.

Con la creciente omnipresencia del ayuno intermitente, los médicos, en particular los que se dedican a la consideración esencial, definitivamente buscarán con los pacientes que están intrigados por los casos exagerados en los medios de comunicación y desean evaluar el ayuno intermitente. En lugar de excusarlo como una moda y arriesgarse a que los pacientes realicen el ayuno intermitente sin ayuda, un clínico puede examinar con el paciente las pruebas accesibles y cualquier sugerencia potencial de bienestar. Dado que el ayuno administrado está protegido y con respuestas simplemente suaves y conocidas, en caso de que el paciente aguante, el clínico puede considerar la posibilidad de trabajar con el paciente para contemplar el curso temporal, la posibilidad de cambio y el impacto de la mediación en la práctica clínica, si el tiempo y el coste lo permiten. De este modo, los clínicos pueden adquirir más experiencias para personalizar el peso de las técnicas del tablero para el paciente y aliviar cualquier peligro potencial para el bienestar.

3.2 Presentación de un caso de plan de dieta de ayuno intermitente

Un hombre asiático (48 años), sólido pero con un sobrepeso imperceptible, estaba interesado en investigar la utilización del ayuno intermitente como método de vida para la reducción de peso. Tenía 83 kilogramos (kg) de antemano y había disminuido eficazmente su peso a 61 kg al adoptar una rutina de alimentación basada en plantas y ejercicio exigente durante un tiempo de tres años. Era respetablemente dinámico y paseaba durante una hora cada día con su podómetro a una media de 12.500 etapas en el transcurso de los últimos años. No se determinó que tuviera ninguna afección en curso. No tenía ninguna experiencia de problemas gastrointestinales, aparte de un episodio de úlcera duodenal drenante cuando era un adolescente, que se había resuelto después del tratamiento con ranitidina.

A pesar de seguir un régimen alimenticio basado en plantas y un ejercicio moderado, se encontró con un aumento de peso constante de 66 kg en el curso de los dos últimos años. Con una estatura de 1,64 metros (m), su lista de peso era de 24,53 kg/m2, lo que le devolvía a la clasificación de sobrepeso según las normas de corpulencia de la Organización Mundial de la Salud para las poblaciones de Asia-Pacífico. Su contorno de la sección media era de 88,5 cm, justo por debajo del punto de eliminación de la corpulencia estomacal para los asiáticos (90 cm en los hombres). Con antecedentes familiares de apoplejía, se apresuró a disminuir su peso hasta el alcance típico.

3.3 Obtención de datos e intervenciones

El individuo del caso decidió buscar una variación de la famosa rutina de ayuno intermitente cinco-dos (5:2) (una rutina de ayuno alterada con una limitación extrema de energía durante dos días de la semana y sin comer obligatoriamente durante los otros cinco días). En lugar de ingerir entre el 20% y el 25% de las necesidades energéticas en dos días de ayuno no consecutivos de la semana según la convención estándar 5:2, el individuo seleccionó notar un ayuno total sin variedades de alimentos que contengan energía o refrescos quemados durante dos días secuenciales de la semana, haciendo que los largos períodos de ayuno sean de 48 horas o más, pero no más de 60 horas. El individuo había experimentado 18 horas de ayuno como una característica de su práctica estricta antes de que le dio la certeza de que podía continuar durante dos días consecutivos sin comida. Además, tenía previsto mantener su nivel de actividad habitual durante todo el período de ayuno, aunque no fuera necesario.

Para evaluar la idoneidad de este plan de reducción de peso y su impacto metabólico, el individuo accedió a tomar día a día las estimaciones de peso, músculo frente a la masa de grasa y la proporción, la temperatura, el pulso, la glucosa en sangre en ayunas, así como los límites de la cintura y la cadera. Todas las estimaciones se tomaron utilizando el hardware de observación del bienestar familiar después de despertar antes de ingerir cualquier alimento o bebida. El nivel de trabajo real diario (estimado en el número total de pasos) se observó además utilizando un podómetro que se llevaba durante las horas de vigilia. El individuo, asimismo, consintió en someterse a análisis de sangre semana tras semana en un centro de investigación clínica empresarial para la detección de la seguridad y para adquirir percepciones sobre el perfil lipídico, la proteína de alta sensibilidad C, la hemoglobina A1C (HbA1c) y el corrosivo úrico. Durante el periodo de ayuno, los análisis de sangre se tomaron hacia el principio del día tras dos largos tramos sucesivos de ayuno antes de cualquier cena.

Para el bienestar, se instó al individuo a beber suficiente agua para mantenerse alejado de la parquedad. Debía notar manifestaciones como una cadencia cardíaca imprevisible, sudoración, precariedad, nerviosismo, anhelo de abundancia y enfermedad. Para evitar la hipoglucemia, se le aconsejó que bebiera una o dos cucharadas de néctar en agua caliente a intervalos regulares hasta que los síntomas desaparecieran. Debía hacerse una prueba de glucosa en sangre adicional para garantizar que el nivel de glucosa en sangre no descendiera. Se le aconsejó que dejara el ayuno y buscara asistencia clínica si los indicios seguían reapareciendo y la glucosa en sangre se mantenía en un nivel inferior. También podía decidir abandonar el ayuno en cualquier momento.

Se recopiló información más de tres veces de cinco semanas (35 días): punto de referencia (varias semanas); ayuno (tres semanas); post ayuno (varias semanas). La duración fue dictada por el individuo del caso, ya que se propuso utilizar la rutina de ayuno como un enfoque de soporte de peso momentáneo. Se utilizó la correlación de los puntos medios de siete días de las estimaciones diarias de peso y de la relación músculo-grasa con los puntos medios de referencia para decidir la idoneidad de la rutina alimentaria. Asimismo, se animó al individuo a llevar un diario sobre su percepción abstracta del ayuno.

3.4 Resultados

Peso corporal

La evolución temporal del peso corporal cambia. En el patrón, las estimaciones del peso diario oscilan entre 65,5 kg y 66,4 kg, con una media de 65,9 kg. Se reconoce un rápido descenso de peso en dos días de ayuno sucesivos y el descenso continúa un día más con la reanudación de la alimentación antes de un rebote en los días siguientes. Después de tres pautas de ayuno intermitente, las estimaciones de peso en la semana posterior al ayuno se asientan entre un ámbito inferior de 64,2 kg a 65,1 kg con una media de 64,6 kg. Se observa una disminución de 1,3 kg, lo que supone una pérdida del 2% del peso corporal inicial.

Relación entre la masa y la grasa corporal

A diferencia de los cambios en el peso corporal después de algún tiempo, no surge ningún ejemplo inconfundible de la investigación visual de las estimaciones de la proporción de músculo frente a la de grasa. El valor de referencia normal de la proporción de músculo frente a grasa es del 19,1% (rango: 18,6% a 19,5%). En correlación, la proporción normal de músculo frente a grasa después del ayuno es del 18,8% (Rango: 18,2% a 19,4%). Este ajuste de la proporción de músculo frente a la de grasa se considera demasiado pequeño como para pensar que tenga alguna importancia clínica.

El curso temporal de la progresión de la masa muscular frente a la grasa que sigue intensamente la progresión de la proporción de músculo frente a grasa. La masa normal subyacente de la proporción de músculo frente a grasa es de 12,61 kg (rango: 12,35 kg a 12,83 kg), y la normal después del ayuno de la masa de músculo frente a grasa es de 12,17 kg (rango: 11,83 kg a 12,45 kg). Se identifica un descenso de 0,44 kg, lo que supone un 3,6% de la masa introductoria de la relación músculo-grasa.

Actividad física

El trabajo real diario estimado en la cantidad de pasos registrados. Aunque el individuo esperaba mantener su nivel de trabajo activo habitual durante todo el período de ayuno, tenía todas las características de haber una caída en los niveles de trabajo reales durante los días de ayuno. En cualquier caso, no podemos encontrar ningún ejemplo razonable ya que allí también registró niveles de trabajo activo más bajos durante unos días sin ayuno. Observa las cantidades normales de pasos cada semana durante más de cinco períodos. Aparentemente, el individuo normalmente disminuyó sus niveles de trabajo activo durante los períodos de ayuno. Por lo tanto, cualquier progresión en el peso corporal y la grasa no puede ser consecuencia de ningún nivel de trabajo activo ampliado.

Glucosa en la sangre

Las variaciones diarias del nivel de glucosa en sangre en ayunas. A pesar de un patrón aparentemente descendente durante el marco de tiempo de referencia antes de la semana principal de ayuno, el nivel de glucosa en sangre en ayunas parece brillar alrededor de 5,0 a 5,8 moles vegetales por litro. El patrón descendente subyacente durante el indicador, aunque fascinante, no tiene ninguna importancia clínica, ya que dicha variación está bien dentro del alcance ordinario.

Se observa una caída radical de los niveles de glucosa en sangre en ayunas hacia el comienzo de cada período de ayuno, en particular durante el período de ayuno principal que mide a 3,4 moles vegetales por litro. Con la reanudación de la alimentación, el nivel de glucosa en sangre en ayunas se restablece inmediatamente al nivel anterior de no ayuno. Esta percepción es constante para una persona ordinaria no diabética.

Otras medidas diarias

Las estimaciones del nivel de calor interno, con una media de 35,78 grados centígrados y un alcance de 35,3 a 36,4 °C, la tensión circulatoria sistólica, con una media de 101,24 milímetros de mercurio (mmHg) y un alcance de 89 a 111 mmHg, así como el pulso diastólico, con una media de 60,24 mmHg y un alcance de 52 a 72 mmHg, tomados a lo largo de todo el periodo de percepción, están bien dentro de los alcances ordinarios. El examen visual del diseño de la información a largo plazo no descubre ningún impacto del ayuno en estos límites. Las estimaciones de las periferias de la cintura y de la cadera tampoco muestran ningún cambio reconocible.

Nivel de lípidos

La progresión del perfil lipídico a largo plazo. Una caída en todos los límites del perfil de lípidos se ve después de los dos primeros períodos largos continuos de ayuno. Sea como fuere, el nivel de colesterol total parece rebotar y ascender después de los siguientes patrones de ayuno y llegar a su tope de 206 miligramos por cada decilitro (mg/dL) varias semanas después de los dos últimos días de ayuno continuo antes de volver a caer a 186 mg/dL, un nivel superior a 175 mg/dL en el indicador. Así, los diferentes patrones de ayuno completo 5:2 parecen elevar el nivel de colesterol absoluto desde el alcance ideal hasta el ámbito de lo marginalmente alto (200 y 239 mg/dL).

Las variaciones en el nivel de colesterol absoluto se esperan fundamentalmente a las progresiones en el colesterol de lipoproteínas de bajo espesor (LDL) y las sustancias grasas. El colesterol de las lipoproteínas de alto espesor (HDL) da la impresión de ser desalentado por el ayuno, posteriormente, la proporción completa de colesterol a HDL asciende después de los dos últimos ciclos de ayuno.

A pesar de las vacilaciones en los límites, el perfil lipídico del sujeto se mantiene en el nivel adecuado en el post ayuno.

Hemoglobina A1c de alta sensibilidad y ácido úrico

El marcador ardiente disminuye radicalmente de 2,0 miligramos por litro en el patrón a 0,6 mg/L después de los dos largos periodos iniciales de ayuno. Desciende aún más en los dos ciclos siguientes y se mantiene de forma fiable en 0,3 mg/L en el post ayuno.

Por el contrario, la HbA1c no se ve afectada por el ayuno intermitente, ya que se mantiene de forma fiable dentro del rango de 5,3% a 5,6% durante todo el proceso. Esta medida de control glucémico más a largo plazo permanece inalterada por el ayuno intermitente momentáneo.

El grado de corrosivo úrico es otro biomarcador que está obviamente influenciado por el acto de ayuno intermitente. El nivel de corrosivo úrico asciende de 7,0 mg/dL a más de 9,0 mg/dL durante los períodos de ayuno y vuelve a bajar a 7,0 mg/dL después del ayuno. El ayuno empuja el nivel de corrosivo úrico sérico más allá del alcance ordinario.

3.5 Experiencias subjetivas y efecto adverso

Todos los análisis de sangre no muestran ninguna anomalía o cambio radical en el perfil hepático y el recuento sanguíneo completo a lo largo de los tres períodos.

El individuo del caso no detalló ninguna ocasión de malestar genuino y ningún malestar gastrointestinal. Su diario de ayuno contenía secciones de "más difícil de conseguir en el descanso de lo típico" y "interferido con el descanso" en el segundo día de ayuno y la sensación de "débil y confundido cuando inicialmente se puso de pie después de despertar" durante el ciclo de ayuno principal. Además, describió la sensación de "un suave acurrucamiento en la cabeza, similar a la implicación de una gran elevación". Se trataba de efectos secundarios de una hipoglucemia leve, ya que su nivel de glucosa en sangre llegaba a un mínimo de 3,4 milímetros por litro. Como se le exhortó, el individuo bebió un vaso de agua de néctar como medida prudente y los efectos secundarios se dispersaron. No pensó que fuera importante revisar su nivel de glucosa en sangre una vez más. Durante los dos ciclos siguientes, estos encuentros se calmaron, ya que el cuerpo "probablemente se acostumbró". Sin embargo, la experiencia de "más difícil de entrar en reposo que la ordinaria" se mantuvo a lo largo de los tres ciclos.

En general, el sujeto estaba contento con las consecuencias del ayuno intermitente y consideraría hacerlo una vez más.

3.6 Debate

Nos damos cuenta de lo siguiente para saber sobre el impacto transitorio del ayuno intermitente como un enfoque de soporte de peso en los sujetos sanos no grandes en la escritura. La mayoría de los ayunos intermitentes contemplan plazos de estudio de 3 meses o más para examinar la cronicidad. Detallamos una enorme deficiencia media de 2,5 del peso corporal inicial y una disminución crítica de la masa grasa subyacente con una media de 4,0 del 1% entre 16 miembros no gordos (la mitad hombres) tras 21 días de ayuno de día sustitutivo sin admisión de calorías cada dos días. Estos descubrimientos son predecibles con nuestras percepciones para esta situación con la deficiencia de alrededor del 2% del peso corporal inicial y el 3,6% de la masa grasa inicial después de tres semanas de ayuno intermitente sin admisión de calorías en dos días consecutivos de cada semana. La reducción de peso es escasa ya que el individuo ha perdido efectivamente una gran carga previamente. Su tasa metabólica se ha aclimatado a su peso actual, por lo que es difícil lograr una reducción de peso intensa en sólo 35 días.

Sin embargo, en otro estudio de percepción, reveló que no se encontró ningún cambio crítico en la carga media de ocho sujetos sanos después de pasar por el ayuno intermitente cada dos días durante 20 horas a lo largo de 15 días. Esencialmente, no se descubrió ninguna distinción en el peso corporal de ocho sujetos sanos en un *get over* (superación) preliminar contrastando el ayuno de día sustitutivo con la rutina de alimentación estándar más de unos catorce días. En consecuencia, proponemos que para que el ayuno intermitente sea convincente para lograr alrededor del 2% de reducción de peso en un sujeto no corpulento, se requiere un lapso base de tres semanas. Mientras que un 5% de disminución de peso se piensa generalmente como clínicamente crítico para resistencia y el tratamiento de la gordura, enormes ventajas médicas se logran en relación con la reducción de peso moderada (menos del 3%) en los adultos que abrazan y apoyan el trabajo real unido a una rutina de alimentación energizante. Por lo tanto, tres semanas de ayuno intermitente puede ser otra opción para la mediación de apoyo de peso momentáneo para las personas que no están en forma, a pesar del ejercicio real y el régimen de alimentación.

Se sabe que el ayuno incita a cambios intensos en el nivel de glucosa en sangre. Se observó un descenso medio crítico en 30 miembros (66,7% mujeres) tras un día de ayuno y un rebote de 0,327 milésimas por litro después de comer. Para nuestra situación, el ejemplo de intensa caída y rebote también se nota y el nivel de glucosa en la sangre se mantiene en el nivel más bajo en el segundo día de ayuno. Asimismo, da la impresión de que el descenso del nivel de glucosa en sangre no es tan excepcional en la segunda y tercera pautas de ayuno, lo que implica la capacidad del organismo para adaptarse a la condición de ayuno. Se espera que nuevas investigaciones con más sujetos afirmen esta percepción de la glucorregulación. Al observar el contraste medio del nivel de glucosa en sangre después del ayuno con el estándar tras tres semanas de ayuno intermitente, no descubrimos ninguna distinción para esta situación, lo cual es predecible con otras investigaciones de ayuno intermitente de duración comparativa.

Una auditoría descubrió que la mayoría de los exámenes de ayuno intermitente anunció la mejora en el perfil de lípidos, incluyendo la disminución de colesterol completo, LDL, sustancias grasas y la expansión de los niveles de HDL. Por el contrario, para nuestra situación, la disminución de todos los límites del perfil de lípidos parece, por todas las cuentas, ser sólo una respuesta intensa del cuerpo al efecto de los dos largos tramos iniciales de ayuno. Se distingue el aumento de los grados de todos los colesteroles, LDL y sustancias grasas durante la última pieza del marco de tiempo de ayuno. Esto puede ser debido a la fluctuación individual o al impacto del ayuno completo 5:2. Dado que las pruebas actuales dependen en su mayor parte del ayuno del otro día o del cuidado limitado en el tiempo (contando el ayuno del Ramadán), no hay una comprensión adecuada del impacto del ayuno intermitente en el perfil lipídico con más de 24 horas de limitación energética completa. Este puede ser un espacio de exploración adicional.

La reducción de peso se sabe que se conectan con una disminución en el grado de proteína C-respuesta (CRP), un marcador de agravación ensnared en el peligro de crear enfermedades constantes, incluyendo la infección cardiovascular, la diabetes y el crecimiento maligno. Sorprendentemente, los descubrimientos de las consideraciones de ayuno intermitente se mezclaron para ciertas investigaciones descubrieron mejoras críticas en los marcadores de agravación incluyendo CRP mientras que otros no lo hicieron. En el caso actual, las progresiones en el marcador como un impacto de ayuno intermitente son sorprendente (de 2,0% a 0,3%). Sin embargo, debemos descifrar esta percepción con alerta y no resumir.

El marcador de agravación es un reactivo de etapa intensa de la reacción de agravación que está influenciado por numerosas condiciones. Es todo menos una acción para el peligro de irritación. Además, el cuerpo puede combinar menos CRP en el ayuno debido a la ausencia de fuentes de proteínas. En consecuencia, cualquier ajuste de la PCR no aborda realmente un ajuste del estado clínico de partida, ya que otros ciclos de provocación pueden influir en las estimaciones de la PCR. Se requieren más exámenes sobre el impacto del ayuno intermitente en el marcador de agravamiento.

En sujetos con sobrepeso y corpulencia, así como en pacientes con diabetes de tipo II, el ayuno intermitente fue igualmente viable para mejorar el control glucémico a largo plazo, estimado por la HbA1c dentro de un período de tiempo de un año, en contraste con la limitación energética constante. No obstante, en investigaciones de duración más limitada y en población no diabética, la disminución de la HbA1c no se ha ilustrado de forma fiable. Dado que la HbA1c refleja el historial glucémico total de los meses anteriores, la variación del nivel de glucosa en sangre provocada por el ayuno intermitente transitorio no tiene ningún impacto en este marcador, como se ha demostrado en este caso. En consecuencia, la HbA1c no es ciertamente una medida adecuada en este caso. La prueba de 1, 5-anhidroglucitol puede ser un marcador superior para el control glucémico del momento presente para examinar los impactos.

Notamos el ascenso del corrosivo úrico sérico durante el ayuno. Esto es normal. Durante el ayuno, el cuerpo utiliza diferentes almacenes de energía que incorporan la descomposición de proteínas/aminoácidos y grasas. El corrosivo úrico es un subproducto de este ciclo catabólico. El ayuno se ha contabilizado para aumentar el corrosivo úrico en la escritura. Anunciaron el incremento directo del nivel de corrosivo úrico en suero con el término del Ramadán rápido entre 16 voluntarios. Runcie y Thomson igualmente descubrieron el evento de hiperuricemia en 42 pacientes corpulentos tratados con todo el ayuno. En cualquier caso, el impacto fue claramente inocuo, ya que ninguno de los pacientes creó una gota intensa.

Este informe de caso imita el plan de examen de un solo sujeto que puede ser un aparato útil por y por la investigación de consideración esencial basada. El patrón tedioso del ayuno intermitente menciona que es característico para que los hechos objetivos se realicen con numerosos tiempos de norma (por ejemplo, días de no ayuno) y en numerosas ocasiones de mediación (por ejemplo, días de ayuno) según el plan esencial de un solo sujeto A-B. Aunque no se pueden resumir las percepciones de un caso solitario, se puede duplicar un procedimiento similar en una organización basada en el entrenamiento para obtener una comprensión adicional de los impactos del ayuno intermitente en varios sujetos. Se puede utilizar una variedad de casos para el metaexamen y las pruebas inferenciales pruebas fácticas inferenciales, impulsando la información en el campo.

Conclusión

El ayuno intermitente podría ser una técnica dietética para ayudar en la mejora de los lípidos en personas sólidas, obesas y con dislipidemia, disminuyendo todo el colesterol, LDL, aceites grasos y ampliando los niveles de HDL. Sin embargo, la mayoría de los estudios que desglosan el ayuno intermitente AI impactos en el lípido y la reducción de peso corporal son de observación y la necesidad de datos definitivos sobre la dieta. Se espera que los preliminares clínicos aleatorios con un mayor tamaño de ejemplo evalúen los impactos del AI esencialmente en pacientes con dislipidemia.

Este caso muestra que tres semanas de ayuno intermitente puede instigar peso transitorio y masa grasa desgracia con una disminución en el marcador incendiario intenso en un sólido adulto, sin embargo no músculo versus proporción de grasa y perfil de lípidos. El ayuno completo durante dos días enteros de la semana es todo lo soportado por la persona. A pesar del hecho de que la mejora en el perfil de lípidos a través de ayuno intermitente se anuncia ordinariamente en textos, este caso muestra un ascenso transitorio en los límites del perfil de lípidos durante el ayuno a pesar de que el impacto es por todas las cuentas transitorio. También se observa un aumento transitorio del nivel de corrosivo úrico en suero. La configuración del examen comparativo de un solo sujeto puede aplicarse a través de una organización basada en la formación para la correlación e investigación entre casos.

Esta investigación recomienda que el ayuno intermitente puede asegurar el bienestar cardiovascular mediante la mejora del perfil lipídico y el aumento del HDL imperfecto. El ayuno intermitente podría ser recibido como una forma de mediación de la vida para la contrarrestar, los ejecutivos y el tratamiento de los problemas cardiovasculares.

Lightning Source UK Ltd.
Milton Keynes UK
UKHW020655040621
384928UK00011B/831